NOTICE THÉORIQUE ET PRATIQUE

SUR LES

APPAREILS ORTHOPÉDIQUES

DE LA

MÉTHODE HYGIÉNIQUE ET CURATIVE DE F.-V. RASPAIL;

PAR

Camille RASPAIL fils,

MÉDECIN

2º ÉDITION AUGMENTÉE

2º *Tirage*

Prix 1 franc 25 cent,

CHEZ L'ÉDITEUR DES OUVRAGES DE M. RASPAIL,
14, RUE DU TEMPLE, PRÈS L'HÔTEL DE-VILLE.
1873

Ouvrages de M. Raspail, indispensables, non-seulement pour approfondir la théorie et la pratique de la nouvelle méthode de médecine hygiénique et curative, mais encore pour refaire une éducation faussée par la mauvaise direction des études classiques :

1° Revue élémentaire de médecine et de pharmacie domestiques, AINSI QUE DES CONNAISSANCES ACCESSOIRES ET USUELLES, MISES A LA PORTÉE DE TOUT LE MONDE, par **F.-V. Raspail.** — 2 volumes in-8° de 398-384 pages, 1847-1849. — Prix de chaque volume (car on peut prendre chaque volume séparément) : 6 fr.; par la poste : 7 fr. 50 c°.

2° Revue complémentaire des sciences appliquées à la médecine et pharmacie, à l'agriculture, aux arts et à l'industrie, par **F.-V. Raspail.** — 6 volumes in-8° de 392-384 pages chacun, 1854-1860, avec nombreuses figures sur bois dans le texte. — Prix de chaque volume : 6 fr.; — par la poste : 7 fr. 50 c°.

3° Histoire naturelle de la santé et de la maladie chez les végétaux et les animaux en général et en particulier chez l'homme, par **F.-V. Raspail.** — 3 volumes in-8°, avec nombreuses figures sur bois dans le texte et 19 planches sur acier d'après les dessins et gravures de son fils F.-Benj. RASPAIL. 1860.

PRIX { **Exemplaire avec planches en noir : 30 francs,**
        ——   —   —   coloriées : 40 —

1° La *Revue élémentaire de Médecine et de Pharmacie domestiques* a paru de juin 1847 à juin 1849, où elle s'arrêta par force majeure, après avoir bravé pendant un an le triomphe de la Saint-Barthélemy de juin 1848.

2° La *Revue complémentaire des Sciences appliquées,* fondée dès que l'exil nous eut rendu la liberté, a paru d'août 1854 jusqu'en août 1860, où le besoin de repos, après les longues fatigues nécessitées par une triple publication, ainsi que la perspective de certaines autres circonstances, nous ont forcé d'en clore le cours.

On trouvera, dans ces deux recueils, une série de discussions approfondies sur différents points de la théorie et de la pratique de la nouvelle méthode; la solution de différents problèmes de chimie, physique du globe et d'astronomie; de nombreux cours d'initiation aux sciences et fondés sur des idées et expérimentations nouvelles : anatomie, chimie et physique ; mathématiques et météorologie appliquée à l'agriculture; fabrication de la bière; origine de la musique réglée; géologie appliquée à l'histoire; entomologie morbipare; botanique et physique; études archéologiques sur le Donjon de Vincennes; études physiognomoniques et toxicologiques sur Guy Patin, J. Liébault, Charles Estienne, auteurs de la *Maison rustique,* et Olivier de Serres, Louis XIII, Richelieu et le père Joseph, Mazarin et Anne d'Autriche, Louis XIV et le Masque de fer, Jean-Jacques Rousseau et Voltaire, Thomas Brown, auteur de la *Religion du Médecin,* Rabelais, Eugène Sue, Clément XIV et les jésuites, etc., c'est de l'histoire exhumée par la médecine et la logique; c'est le renversement, par la démonstration, de tous les errements accrédités par la crédulité héréditaire de l'enseignement littéraire et scientifique; c'est la porte grandement ouverte au libre examen sur les hommes et les choses, sur les lois morales et physiques de l'univers.

3° Voyez pour l'*Histoire naturelle de la santé et de la maladie,* le verso du 2° feuillet de cette couverture.

Nouveau système de chimie organique, fondé sur de nouvelles méthodes d'observation, et précédé d'un Traité complet de l'art d'observer et de manipuler en grand et en petit, dans le laboratoire et sur le porte-objet du microscope; par F.-V. RASPAIL. 2° édit., 1838, 3 gros vol. in-8°, avec un atlas in-4° de vingt planches, dont quelques-unes coloriées. Prix : 30 fr.

NOTICE THÉORIQUE ET PRATIQUE

SUR LES

APPAREILS ORTHOPÉDIQUES

DE LA

MÉTHODE RASPAIL.

CLICHY. - Imp. Paul Dupont, 12, rue du Bac-d'Asnières

NOTICE THÉORIQUE ET PRATIQUE

SUR LES

APPAREILS ORTHOPÉDIQUES

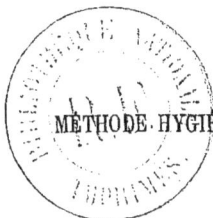

DE LA

MÉTHODE HYGIÉNIQUE ET CURATIVE DE F.-V. RASPAIL;

PAR

Camille RASPAIL fils,

MÉDECIN

2e ÉDITION AUGMENTÉE

2e *Tirage*

Prix 1 franc 25 cent,

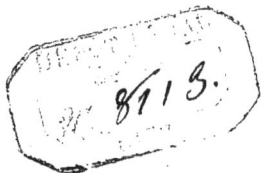

PARIS

CHEZ L'ÉDITEUR DES OUVRAGES DE M. RASPAIL,

14, RUE DU TEMPLE, PRÈS L'HÔTEL DE VILLE.

1873

AVERTISSEMENT.

La nouvelle méthode hygiénique et curative de F.-V. Raspail, mon père, a recours, selon les cas, à deux ordres d'appareils : les uns mécaniques, dits APPAREILS ORTHOPÉDIQUES, qui font le sujet principal de cette notice ; les autres physiques, dits APPAREILS GALVANIQUES, et dont le *Manuel annuaire de la santé* explique l'emploi.

Les uns et les autres sont chaque jour l'objet des plus éhontés plagiats et de contrefaçons plus ou moins dissimulées.

Nous ne reconnaissons, en ce moment, comme étant conformes aux modèles :

1° Pour les *appareils orthopédiques* de la nouvelle méthode, que ceux qui, depuis la mort de notre mécanicien Chavanon (1858) et jusqu'à ce jour, émanent de **la confection de la maison Charrière** ;

2⁰ Pour les *appareils galvaniques, ceintures hypo-gastriques, pessaires ordinaires et articulés, spéculum à réflecteur*, que ceux fabriqués par la MAISON ÉMILE RASPAIL, rue du Temple, 14, à Paris, près de l'Hôtel-de-Ville.

Ces appareils ont figuré aux grandes Expositions et y ont obtenu des marques de distinction,—en dépit de toutes les machinations de la médecine professorale et académique.

En publiant, en 1862, la première édition de ce travail, j'ai voulu démontrer les immenses résultats que l'on pouvait obtenir de l'application de ces appareils, — résultats recueillis depuis 1838 par F.-V. Raspail, dans ses nombreuses consultations, à Paris et en exil.

Puis, en 1867, à cette deuxième édition, nous avons ajouté la description des nouveaux appareils dont F.-V. Raspail a doté la science depuis 1862.

Enfin, à l'aide des dessins intercalés dans le texte et exécutés avec cette netteté de crayon qui distingue les travaux de Benjamin Raspail, le lecteur est mis à même de se rendre compte, et dans les plus petits détails, du fonctionnement de ces appareils.

15 octobre 1873.

CAMILLE RASPAIL,

Médecin.

NOTICE THÉORIQUE ET PRATIQUE

SUR LES

APPAREILS ORTHOPÉDIQUES

DE LA

MÉTHODE HYGIÉNIQUE ET CURATIVE DE F.-V. RASPAIL.

I. ÉTYMOLOGIE.

ORTHOPÉDIE est un mot d'origine française, tout dérivé du grec qu'il est : c'est Nicolas Andry, docteur régent et doyen de la faculté de médecine de Paris, qui l'a introduit pour la première fois dans l'enseignement; et ce mot est resté dans la nomenclature chirurgicale, comme celui de *ver solitaire* qu'Andry avait déjà imposé au *tœnia*, ver intestinal sur lequel il nous a laissé tant d'observations et tant de figures exécutées avec soin.

Mais Andry n'avait pas donné à ce mot l'extension qu'il a pris depuis; et si l'on veut bien lire avec attention les deux volumes que cet auteur a consacrés à ce sujet, il sera facile de se convaincre que son livre devrait plutôt prendre place dans la *gymnastique* de l'enfance que dans l'*orthopédie,* telle que nous la concevons aujourd'hui. En effet ce n'est pas le redressement des diverses parties de la charpente osseuse, ni le reboutage d'une luxation quelconque que se propose d'étudier plus spécialement et de traiter théoriquement et pratiquement l'auteur de la *Génération des vers dans le corps de l'homme* (*) ; aussi ce n'est pas de *orthoô*, je redresse, *pous, podos*, le pied ou autre membre, qu'Andry fait dériver le nouveau mot qu'il introduit dans la nomenclature ; mais bien de *orthoô*, je réforme, je rectifie, je répare les défauts organiques et congéniaux, *paidiôn*, des enfants, en m'y prenant dès leur bas âge. Peut-être pour éviter une méprise sur les limites qu'il imposait à son sujet, autant que pour rester fidèle à l'étymologie, aurait-il dû écrire *orthopœdie* et non *orthopédie*. Quoi qu'il en soit, son livre doit être considéré plutôt comme un traité d'éducation physique de l'enfance, que comme un travail destiné à développer les principes et à décrire les applications de l'*orthopédie* telle que nous la concevons aujourd'hui.

Car il ne dissimule pas, dans sa préface, qu'il a eu en vue de reprendre en prose le sujet que Scévole de Sainte-Marthe avait déjà traité en vers, en 1584, dans un poëme intitulé : *Pédotrophie* ou l'art de nourrir (*trephein*) les enfants à la mamelle (*paidia*) (**), et qu'après Scévole de Sainte-Marthe le docteur Claude Quillet avait repris, dans un autre poëme qui a acquis une plus grande célébrité et qui est intitulé : *Callipœdia seu de pulchræ prolis habendæ ratione* (la Callipædie ou l'art d'avoir de beaux enfants ; du grec, *callon*, beau et *paidion*, enfant).

Au reste, le cadre de l'ouvrage d'Andry est suffisamment

(*) *De la Génération des vers dans le corps de l'homme, de la nature et des espèces de cette maladie, des moyens de s'en préserver et de la guérir ;* par M. ANDRY, conseiller du roi, lecteur et professeur en médecine au Collége royal, etc., Paris, 1741, 2 vol. in-12.

(**) *Pædotrophia seu de puerorum nutritione libri tres.* Cet ouvrage fut traduit en français, sur l'ordre d'Henri III, par M. de SAINTE-MARTHE, doyen de la cour des aides et proche parent du poëte.

tracé et limité par le titre qu'il lui impose : *L'Orthopédie ou l'art de prévenir et de corriger, dans les enfants, les difformités du corps, le tout par des moyens à la portée des pères et mères et de toutes les personnes qui ont des enfants à élever ;* par M. Andry, conseiller du roi, lecteur et professeur en médecine au collége royal, etc. Paris 1741, 2 vol. in-12, avec figures (*).

II. HISTORIQUE DE L'ART.

Il ne faut pas s'attendre à trouver dans le livre d'Andry la description d'un arsenal d'appareils compliqués, ni même rien qui ressemble aux moyens mécaniques dont on a fait, de nos jours, un usage quelquefois si excentrique et si souvent mortel, pour arriver à redresser un membre qui dévie de sa direction naturelle; J.-J. Rousseau a fait amplement de l'orthopédie analogue à celle d'Andry dans son beau traité intitulé : EMILE.

Andry, esprit novateur, s'attira la haine de ses contemporains stationnaires et ennemis du progrès; il était devenu la bête noire de la faculté, le *mauvais coucheur* (comme auraient dit Cuvier et Humboldt) de la chambrée médicale de l'époque. Les pères de famille durent profiter de son travail; mais ses confrères n'ouvrirent pas même son livre, en haine de l'auteur.

Il faut se reporter à l'année 1828 pour retrouver, en France, un médecin auteur qui soit rentré dans la voie qu'en 1741 avait tracée aux observateurs Nicolas Andry;

(*) Les jolies figures de cet ouvrage ont été dessinées par A. Humblot et gravées par Guélard ; on les prendrait pour une des œuvres de Sébastien Leclerc. La justification n'en dépasse pas celle du livre ; car à cette époque, au rebours de nos modernes auteurs d'iconographies monstres, on cherchait à mettre beaucoup de choses dans le plus petit cadre possible d'une planche.

et encore l'impulsion nous en était venue d'Angleterre, où
la Société médico-chirurgicale de Londres, à qui on doit
en reporter l'initiative, avait fait à ce sujet un appel aux
observateurs. Shaw, Ward et Harrison répondirent à cet
appel par la publication d'ouvrages spéciaux, dans lesquels ils préconisaient des résultats qui semblaient tenir
du merveilleux, tant ils étaient décrits avec précision et
assurance. A l'apparition de ces prospectus, Delpech, professeur à la faculté de médecine de Montpellier, comprit
tout d'abord le parti qu'un praticien habile et conscien-
cieux avait à retirer de l'application de cette nouvelle
branche de l'art médical, dans l'intérêt de sa réputation
comme sous le rapport de son intérêt pécuniaire. Il ouvrit,
aux portes de Montpellier, une maison de santé destinée
exclusivement à l'exploitation des exercices et procédés
gymnastiques pour combattre les déviations de la taille.
Dès qu'il pensa avoir obtenu quelques succès qu'il pût
donner comme concluants, il publia un ouvrage qui, d'un
bout à l'autre, semble plutôt un *prospectus* illustré à grands
frais qu'un ouvrage *ex professo* sur la matière (*).

L'atlas renferme, en grand format, 1° les figures de difformités de la taille assez communes et qui ne présentent
pas plus d'intérêt que toutes celles que l'on ne voit que
trop circuler vivantes dans les rues; 2° celles des poses
gymnastiques dont chacun se ferait une idée tout aussi
exacte au moyen d'une simple phrase; 3° celles d'appareils
mécaniques à désapprouver, d'après lui; et 4° celles enfin
de lits à extension, chevalets de torture qui ont été le
thème sur lequel ne tardèrent pas à broder des variations
les imitateurs du professeur Delpech. Le tout est accom-

(*) *De l'orthomorphie par rapport à l'espèce humaine, ou recherches
anatomico-pathologiques sur les causes, les moyens de prévenir, ceux de
guérir les principales difformités, et sur les véritables fondements de l'art
appelé orthopédique;* par M. J. DELPECH, chirurgien ordinaire du roi, etc.
2 vol. in-8° avec atlas in-f°. Paris, 1828.

pagné du plan et de l'élévation des bâtiments dont se composait la maison de santé, sur une échelle si grande que cela semble avoir été dressé pour une vente aux enchères.

Le mot *orthomorphie*, par lequel Delpech avait voulu remplacer celui d'*orthopédie* dont s'était servi Andry, n'a pas eu la fortune de ce dernier ; et il faut avouer que l'auteur n'avait pas eu la main heureuse, en recourant ainsi aux racines grecques ; ce mot aurait mieux convenu à un *Manuel du coiffeur* qu'à celui du *Rebouteur ;* et même dans ce cas, le mot *orthos* aurait juré, en s'accolant avec *morphè*, qui signifie *beauté du visage, élégance des traits, régularité de la physionomie, charme de la figure,* ce que l'on rétablit avec du blanc et du carmin et non avec des treuils et la poulie. En un mot, *orthomorphie* aurait bien plutôt signifié *l'art de réparer des ans l'irréparable outrage* et d'embellir la physionomie que celui de redresser et de rebouter un membre déformé ou disloqué.

A l'exemple de Delpech, une foule de médecins et chirurgiens se ruèrent dans la voie si lucrative de cette spécialité médico-gymnastique ; on vit s'élever de toutes parts des palais et des temples presque somptueux à l'ORTHOPÉDIE. La concurrence, âpre au gain, amena la complication des appareils et des modifications propres à dissimuler les imitations serviles et les plagiats ; on se pillait, on était pillé ; les idées étaient au pillage réciproque ; les récriminations et les revendications encombraient les procès-verbaux des académies et les grandes pages des journaux consacrés à l'art de guérir.

Pour avoir l'air de faire du nouveau en *orthopédie,* on mettait à contribution tout l'arsenal de la mécanique.

La *mécanique* n'a pas eu un levier, un treuil, une poulie, une vis, une charnière, un organe enfin que l'*orthopédie* ne lui ait empruntés, pour tirailler, presser, comprimer, contourner et tordre un pauvre affligé de la difformité la moins embarrassante. On gardait ainsi encaissé, enroulé, tenaillé, cloué comme sur une croix patibulaire, un malheureux jusque-là plein de vie ; et cela jusqu'à ce que l'humanité des parents eût obtenu grâce de la science, en menaçant de ne plus payer le bourreau, ou jusqu'à ce que la victime, dévorée par la fièvre de la torture, et par la fièvre tout aussi dévorante de la *diète* dite *physiologique* si en vogue à cette époque-là, eût passé, de ces chevalets de la question, dans la bière, et fût sorti sans bruit par la porte ignorée du derrière de la maison, six mois après avoir fait son entrée par la porte à grand fracas du devant.

Si l'on m'accusait d'exagération dans le peu que je dis de ces maisons de torture, je n'aurais, pour me justifier, qu'à renvoyer mes contradicteurs à l'exposition de l'arsenal des appareils de ce genre et aux figures que les journaux du temps en ont publiées ; et je doute qu'en revoyant le moins compliqué de ces appareils, il se trouve aujourd'hui un rétrograde assez téméraire pour oser se permettre d'en refaire l'essai sur le moins infirme de ses malades, pendant 24 heures seulement.

Dieu nous garde de rejeter l'odieux de l'effet de ces appareils sur l'inhabileté des artistes et mécaniciens que le docteur orthopédiste avait chargés de leur confection : ces appareils, exécutés par les plus ingénieux ouvriers, étaient, dans leur genre, et pour le but désigné par les chirurgiens, tout autant de petits chefs-d'œuvre de dynamique, d'élégance et de goût ; mais des chefs-d'œuvre plus dignes de figurer dans un arsenal des instruments de torture, dans le cabinet d'instruction des Laubardemont et consorts de tous les siècles, que dans un temple consacré à *Hygie* et même à *Esculape*.

Lorsque ces spécialistes, sortant du rôle de praticiens de ce genre, entreprenaient de justifier leur pratique par des dissertations théoriques, et se jetaient dans le champ si verbeux des théories et des prétentions à la physiologie transcendante du développement, il fallait posséder une grande dose de courage pour s'aventurer dans ces savantes nébulosités ; et je crois qu'il serait difficile de rencontrer aujourd'hui un seul médecin qui en ait gardé la mémoire. On tâche aujourd'hui de se faire un peu mieux comprendre ; ou plutôt on évite de reprendre, la plume à la main, un sujet qui a laissé, dans l'histoire médicale de nos dernières années, de si tristes souvenirs ; et quand il prend fantaisie à un écrivain de vouloir le traiter de manière à se faire comprendre et à rester dans le positif de l'observation, il se trouve qu'à fin de compte, il n'a fait qu'ajouter quelques cas particuliers à la liste de ceux dont la collection hippocratique, commentée par Galien, nous a laissé l'énumération dans les livres qui s'intitulent : Des FRACTURES (*peri agmôn*), des LUXATIONS (*peri arthrôn*) et des LEVIERS OU MACHINES DE REBOUTAGE (*mochlicon*) ; ce dernier livre, dans certaines éditions, est réuni à celui des luxations, sans porter aucun titre distinct et comme simple continuation de texte.

III. ORIGINE DE LA RÉFORME APPORTÉE PAR LA NOUVELLE MÉTHODE.

Pour en revenir à l'époque désastreuse où l'abus inintelligent de la mécanique la plus ingénieuse a fait tant de victimes dans les rangs des pauvres déformés ; ce système, renouvelé des Grecs ou de la torture et de l'estrapade du moyen-âge, était encore dans toute sa vogue en 1838, époque à laquelle mon père commença à s'occuper exclusivement de médecine. Il ne tarda pas à s'assurer que *l'orthopédie* n'avait fait ainsi fausse route, que pour n'avoir pas encore voulu se mettre au courant de la nouvelle théorie *du développement organique, et de la structure cel-*

lulaire des organes osseux, théorie développée, pour la première fois, dans les divers travaux par lesquels, depuis 1824, mon père avait préludé à la publication du *Nouveau système de chimie organique,* dont la première édition parut en 1833 et la seconde en 1838.

Aux yeux des orthopédistes d'alors, un os n'avait l'air d'être qu'une stalagmite plus ou moins endurcie, que le produit d'un dépôt calcaire moulé sur une des cavités du corps humain, concrétion tout au plus flexible comme un tronc d'arbre, qu'avec des ligatures et des tuteurs, on pourrait ramener à la direction normale, quand elle s'en écarte par telle ou telle cambrure; et c'est là l'idée qu'Andry a rendue par ces termes: « Il faut s'y prendre, dans ce cas, » pour redresser la jambe, comme on s'y prend pour » redresser la tige courbe d'un jeune arbre (*) ; et Andry représente, sur une planche jointe à la page qui renferme cette phrase, un arbre au tronc tortu, qu'une corde serre contre un pieu planté perpendiculairement dans le sol, pour servir d'arc-boutant à ce reboutage horticultural.

Or cette comparaison n'était peut-être pas la plus défectueuse; car ici le développement végétal devait venir en aide à l'effort du levier; tandis que les orthopédistes subséquents semblaient avoir cherché leurs points de comparaison, passez-moi cette assertion, dans les barres de fer flexibles, pour le redressement desquelles la poulie et le treuil suffisent et sans le secours d'aucune idée de développement organisé; on eût dit qu'à leurs yeux la difformité était une pièce forcée, qu'il s'agissait de redresser sur l'enclume du chevalet et sous les coups de marteau des sangles et des vis à compression. Nous ne savons pas si, à l'aide de pareils moyens, on est parvenu à redresser quelques-unes de ces difformités; mais ce qu'il n'est permis à personne d'ignorer, et ce sur quoi

(*) ANDRY, *de l'Orthopédie,* tome I, page 282.

nous ne craignons pas d'être contredit, c'est que ces tentatives de redressement ont coûté la vie à tant d'infortunés que, dès les premiers succès obtenus avec le concours des appareils orthopédiques et de la nouvelle médication de mon père, toutes ces maisons néfastes ont été forcées de mettre les clefs sur la porte, avec l'affiche de maison à louer.

IV. THÉORIE DE LA NOUVELLE ORTHOPÉDIE.

C'est à la théorie spiro-cellulaire ou vésiculaire, développée dans le *Nouveau système de physiologie végétale et de botanique* (*), ainsi que dans le *Nouveau système de chimie organique* (**), qu'est due la révolution que la nouvelle méthode a introduite dans le redressement progressif des difformités du corps humain. Car la connaissance seule de la structure et du développement des os pouvait amener à sa suite l'art de les redresser de leurs déviations; ce que l'on conçoit bien se guérit aussi aisément qu'on l'exprime; tandis que la main opératoire se fourvoie et s'égare, là où elle n'a plus pour guide la clarté de la démonstration et la révélation d'une loi naturelle.

Or, voici par quelle filière la pratique de la *nouvelle méthode orthopédique* s'est fondée sur les bases de la démonstration de l'organisation du système osseux;

1° Toute espèce d'os, quels qu'en soient la forme géné-

(*) NOUVEAU SYSTÈME DE PHYSIOLOGIE VÉGÉTALE ET DE BOTANIQUE fondé sur les nouvelles méthodes d'observation qui ont été développées dans le *Nouveau système de chimie organique;* par F.-V. Raspail. 2 vol. in-8° avec atlas de 60 planches; Paris, 1836.

(**) NOUVEAU SYSTÈME DE CHIMIE ORGANIQUE, précédé d'un traité complet sur l'art d'observer et de manipuler en grand et en petit dans le laboratoire et sur le porte-objet du microscope; par F.-V. Raspail. 1re édition en 2 vol. 1833;—2e édition, en 1838, 3 vol. in-8° et atlas in-4°.

rale et le volume, est un organe; et tout organe provient d'une cellule organisée, des parois internes de laquelle sont émanées d'autres cellules secondaires qui, à leur tour, ont donné naissance à des cellules tertiaires, ainsi de suite à l'infini et jusqu'à ce que l'organe ait atteint le terme du développement que la nature lui a assigné, dans le cadre de l'organisation générale dont il est une partie constituante.

2° Tout organe est alimenté par trois circulations également interstitielles, c'est-à-dire, ayant pour canal le dédoublement au moins de trois cellules contiguës; à savoir : la double *circulation sanguine* d'aller et de retour, la *circulation aérienne* et la *circulation lymphatique*.

3° Chez les os, c'est spécialement dans la circulation lymphatique que la cellule organisée trouve les matériaux calcaires dont elle s'incruste à l'extérieur de ses parois : ses parois absorbent le liquide pour suffire à la formation et au développement des nouvelles cellules organisées; et elles arrêtent au passage, comme le ferait un filtre, les sels calcaires (*phosphate* et *carbonate*) qui cristallisent sur ses parois.

4° L'incrustation engendre l'ossification; et l'os passe successivement, de l'état de tissu cellulaire à celui de cartilage, et de celui de cartilage à celui d'os proprement dit, enfin de l'état de mollesse à celui de la plus grande dureté, par une progression, dont la raison est donnée par la quantité de sels calcaires qui se déposent, dans le même temps, sur les parois extérieures de chaque cellule.

5° L'os est donc un organe susceptible de développement, comme tous les autres organes du corps, et qui se développe, comme tous les autres organes, avec les matériaux *organiques*, *organisables* et *inorganiques* que lui apporte la triple circulation dont nous venons de parler.

6° Mais, par la raison des contraires, ainsi que cela arrive à tous les autres organes, l'organe osseux est susceptible d'être troublé, dévié et arrêté dans son développement, soit par un obstacle, soit par un agent de désorganisation, que nous nommerons *cause de la maladie*.

7° Ces causes peuvent s'attaquer à la cellule organisée elle-même et la frapper de désorganisation, ce qui amène la *carie* et la décomposition purulente; elles peuvent s'opposer à l'incrustation, ce qui constitue l'*ostéomalaxie*, ou défaut congénial de solidité des os ; elles peuvent dépouiller la cellule osseuse de son incrustation, sur un point ou un autre de sa forme générale, ce qui constitue le ramollissement et la déformation consécutive de l'*os*, le *rachitisme* enfin dans son acception la plus générale.

8° L'ORTHOPÉDIE, que la nouvelle méthode propose d'appeler ORTHOMÉLIE (*) (du grec, *orthoô*, redresser, *melos*, un membre quelconque), l'orthopédie doit être considérée comme la *thérapeutique* de la *déformation des os ;* son but est de ramener, par tous les moyens que la science générale met à notre disposition, de ramener, dis-je, l'organe osseux dans les conditions naturelles de sa fonction spéciale, c'est-à-dire de son développement naturel ou réparateur.

9° Il serait contradictoire dans les termes, de prétendre obtenir ce résultat à l'aide seul des moyens mécaniques qu'on emploie pour la réparation, l'étaiement et l'antagonisme des corps inorganisés, et en mettant de côté toute considération de la cause première ou secondaire du trouble survenu dans les fonctions de la cellule constituante, trouble qui a eu pour conséquence la déformation de l'organe osseux. Une pareille abstraction ne résisterait pas même à l'analyse de la comparaison, qu'on avait empruntée à Andry (*De l'Orthopédie,* tome I, page 282), entre les moyens qu'on emploie pour redresser les jeunes

(*) Voyez *Manuel annuaire de la Santé pour 1862*, par F.-V. Raspail, page 142.

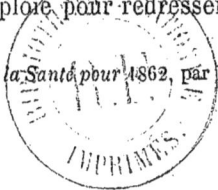

2

arbres et ceux que l'on doit employer pour redresser les os dévoyés.

10° Car le redressement de la jeune tige torse ne s'obtient qu'en dirigeant son développement ultérieur qu'alimente la nutrition de la séve, et en la débarrassant des causes parasitaires qui pourraient être la cause de sa déviation. Lorsque le tronc est privé de vitalité, ce n'est plus avec le treuil et la poulie que le charpentier le redresse ; c'est avec la scie et le rabot.

11° Vouloir ramener un organe osseux dans la voie dont une cause quelconque l'a détourné, à l'aide seule de la mécanique, et sans s'occuper autrement et des moyens d'éliminer la cause qui en a produit la déformation ou l'altération intime, et des moyens réparateurs qui doivent en raviver le développement, c'est véritablement vouloir traiter en charpentier, et non en jardinier, la tige osseuse qu'il s'agit de ramener dans sa ligne normale.

12° Or telle semblait être précisément la prétention de l'*orthopédie*, à l'époque vraiment désastreuse qui s'est écoulée, en France, de 1828 à 1838. La médication, on n'y songeait même pas ; et quant à la nutrition générale, elle s'appelait la *diète* du système dit *physiologique* par antichrèse, c'est-à-dire, la diète pire que le jeûne ; cela frisait même l'abstention de toute alimentation digne de ce nom, avec abstention bien plus absolue de toute espèce de mouvement, cette seconde condition d'une nutrition régulière : car le repos, c'est l'indigestion ; l'indigestion, c'est la famine au sein de l'abondance ; et la famine mène droit à la mort.

13° De ces principes si nouveaux alors, et devenus aujourd'hui d'une incontestable évidence, grâces, moins encore aux nombreux plagiats dont ils ont été l'unique ressource, qu'à la faveur avec laquelle l'opinion publique les a accueillis, de ces principes, dis-je, la nouvelle méthode ne tarda pas à faire découler la réforme complète de l'orthopédie, c'est-à-dire la réforme de l'application de la mécanique, et au redressement des membres déviés de leur direction normale, et au réemboîtement des membres désarticulés.

Tout ce qui aurait condamné l'estropié au repos fut souverainement proscrit, comme étant une torture et le plus grand obstacle au jeu des fonctions qu'alimente la vie. Tout mécanisme qui n'obtenait son effet qu'en gênant la respiration ou la circulation fut rejeté, comme ajoutant à une gêne issue d'une déformation une cause plus ou moins lente d'asphyxie et de congestion sanguine. Toute complication savante fut supprimée, comme une superfluité qui ne sert qu'à flatter la vue, au détriment de la bourse du malade et des mouvements de son corps. Avec des appareils d'une simplicité sans prétention apparente, tant le calcul et l'observation en avaient retranché les superfluités, la nouvelle méthode produisit des effets auxquels les praticiens de l'ancienne orthopédie se refusaient de croire : Le malade, muni d'un de ces appareils, pouvait, après quelques jours d'essai, vaquer à ses occupations, suffire aux plus longues courses et aux jeux de l'enfance les plus violents, sans en ressentir la moindre gêne dans ses mouvements, le moindre trouble dans ses fonctions ; nous citerons plus bas, de ce que nous avançons là, les exemples les plus saillants, d'après les publications contemporaines.

Pendant ce temps, le régime hygiénique ou réparateur fournissait à la constitution générale les matériaux nécessaires à l'assimilation et au développement sur un nouveau cadre, c'est-à-dire conformément au cadre normal; et d'un autre côté la médication s'appliquait à expulser et à éliminer du membre affecté la cause de la déviation ou de la désorganisation.

Cette médication répare et revivifie l'organe, dont l'appareil dirige le développement nouveau.

Il faut se reporter à l'époque des premiers débuts de la nouvelle méthode, pour se faire une idée de l'impression produite par ses premiers succès ; il n'est pas un praticien qui n'ait d'abord refusé d'y croire, sauf ensuite à garder le silence le plus absolu, lorsqu'il s'était assuré de la réalité des phénomènes par le témoignage de ses propres yeux.

V. DESCRIPTION DES NOUVEAUX APPAREILS ORTHOPÉDIQUES.

Ces principes une fois bien conçus, nous allons passer à la description des principaux appareils orthopédiques, dont la nouvelle méthode a fait, depuis 1844 au moins, une si heureuse application aux divers cas de luxation, de déviation des diverses pièces de la charpente osseuse ou de déplacement des organes d'une autre nature.

A. Appareil rebouteur de la cuisse, c'est-à-dire pour la réduction de la luxation de la tête du fémur.

N. B. Tous les appareils que nous allons décrire se portent au-dessous des vêtements, et souvent sans laisser poindre aux yeux la moindre trace de leur présence.

Si rien n'est plus fréquent que la luxation du fémur, rien n'est également plus fréquent que les méprises que l'on commet dans le diagnostic de cette affection, ce qui entraîne la médication dans les plus déplorables abus des moyens désorganisateurs, abus dont les effets sont ensuite irréparables. Il ne se passe pas peut-être de semaine où nous n'ayons la preuve que la médecine ancienne prend ces sortes de luxations pour des coxalgies, ou les traite, comme des tumeurs, avec les pommades mercurielles, dont les effets terribles semblent confirmer ce diagnostic par les symptômes qu'ils engendrent.

Si l'on a à traiter cet accident au début, rien n'est plus facile que de réduire la luxation en *reboutant* le membre : il suffit pour cela, le malade s'arc-boutant contre le bord du lit avec la cuisse non luxée, de tirer fortement la cuisse luxée à soi ; et, à un moment donné, de lâcher brusquement la jambe, pour que la tête du fémur rentre dans la cavité cotyloïde, en reprenant la voie par laquelle elle en était sortie (*).

Il n'en est plus de même quand on a à traiter une luxation d'une date ancienne, et alors que la cavité cotyloïde a pu s'incruster, diminuer sa capacité et déformer son moule, ou bien lorsque l'action des remèdes mercuriels a pu se reporter, par la carie, sur les régions osseuses de la cuisse ou de la hanche. C'est dans l'un ou l'autre de ces cas que la nouvelle méthode a recours à l'appareil que nous allons décrire en premier lieu et que représente en position la première des deux figures de la page suivante :

Cet appareil se compose de quatre systèmes ou divisions correspondant à tout autant de régions du corps, chacune de ces régions fournissant un point d'appui à l'action de l'organe mécanique destiné à opérer le *reboutage*. Ces quatre systèmes, nous les désignerons sous les noms de : 1° *système à tuteurs* (a) ; 2° *système à ceinture* (l) ; 3° *système à cuissards* (d) ; 4° *système à jambières* (i) :

A ces quatre systèmes nous pourrions en ajouter un cinquième composant le cuissard simple (k) et la jambière simple de la jambe saine, appareil qui n'est destiné qu'à faire antagonisme au système plus compliqué de la jambe malade.

La ceinture (l) se moule sur les hanches et la conformation du bassin, de manière à ne gêner aucun des mouvements musculaires de cette région, tout en servant de

(*) Voyez *Revue complémentaire des Sciences appliquées*, tom. VI, liv. de sept. 1859, pag. 32.

point d'appui commun aux appareils qui s'y rattachent en

1

2

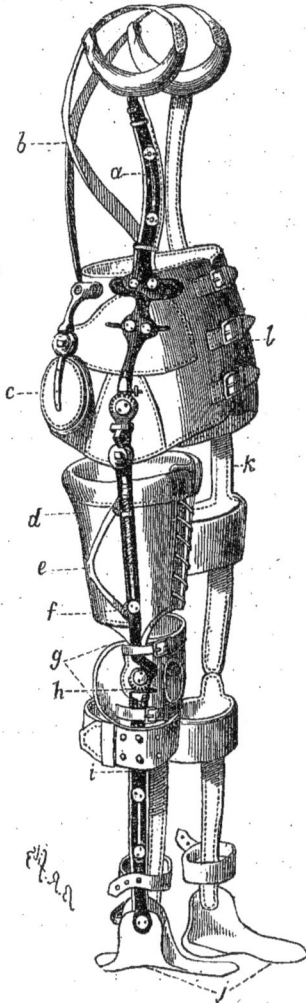

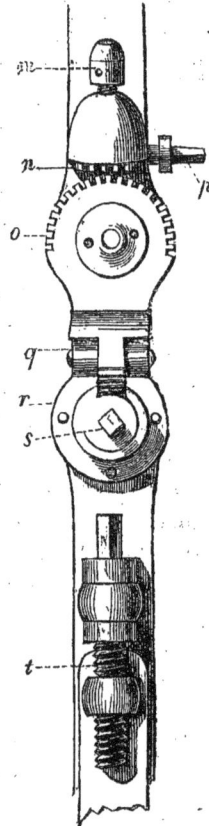

haut et en bas, c'est-à-dire aux tuteurs (*a*) et aux cuissards.

Les deux tuteurs (a) servent d'arcs-boutants à la ceinture (l) contre l'action des cuissards qui tendrait à déplacer la ceinture en la poussant de bas en haut ; ils sont formés d'une double tige à coulisse, qui dès lors est susceptible de s'allonger ou de se raccourcir à volonté ; deux vis de pression fixent les deux tiges l'une contre l'autre, dès qu'on a obtenu en coulissant la longueur voulue. Chacun de ces tuteurs est terminé par une crosse qui s'appuie sous l'aisselle, et dont la branche extérieure, plus élevée que la postérieure, s'applique sur l'extrémité externe de la clavicule. Pour empêcher la crosse de s'échapper au dehors, la branche antérieure en est terminée par une lanière (b) qui vient coulisser dans la branche postérieure et s'agrafer en croisant l'autre sur la ceinture.

La base des tiges des tuteurs (a) s'insère sur le côté correspondant de la ceinture, mais de manière à pouvoir glisser par une rainure horizontale, et ensuite pivoter sur une des branches de son empâtement, afin de se prêter aux dimensions individuelles de la taille, et de ne gêner en rien les mouvements du bras.

On peut ainsi porter les tuteurs plus en arrière ou plus en devant et leur donner une inclinaison quelconque dans un arc de 45° au moins ; le résultat cherché étant obtenu, on obtient la fixité de position, au moyen d'une vis de pression adaptée à l'autre branche de l'empâtement.

La pièce d'acier, dans la partie supérieure de laquelle joue ainsi l'empâtement basilaire du tuteur, est fixée sur la ceinture, à la hauteur de la crête de l'os des iles, au moyen de deux vis de pression, dans une rainure horizontale qui en permet le déplacement d'arrière en avant et réciproquement, selon que l'exigent les dimensions du bassin et le développement de la région thoracique.

C'est à la partie inférieure de cette pièce immobile que s'adapte l'articulation artificielle et à engrenage, destinée à ramener en place la tête du fémur et à réintégrer l'articulation *coxo-fémorale;* cette articulation artificielle correspond à la position naturelle du grand trochanter.

Cette pièce, dont la figure 2 représente l'analyse, est destinée : 1° à permettre ou à supprimer le mouvement de la cuisse ; 2° à ramener la cuisse en dehors ou en dedans, pour éloigner ou rapprocher la partie supérieure de l'os du fémur, en opérant sur la branche d'acier du cuissard extérieur, qui correspond à la direction de cet os.

La cuisse est maintenue par un manchon en cuir (*d*) sur lequel s'appliquent les deux branches d'acier, ou cuissards proprement dits, l'une externe dont nous venons de parler et qui est l'organe utile, et l'autre interne et opposée à l'externe et qui vient, par une crosse, prendre son point d'appui sous l'aine ; le malade est, pour ainsi dire, porté comme à cheval sur cette crosse. Un double V d'acier (*e*) relie ces deux cuissards l'un à l'autre ainsi qu'au manchon de cuir (*d*) qui emboîte la cuisse. Les deux cuissards se composent de deux tiges d'acier superposées, qui, en coulissant l'une sur l'autre, sont susceptibles de se prêter à la longueur approximative du membre ; deux vis de pression produisent la fixité.

La branche d'acier qui forme le cuissard extérieur est munie d'une vis sans fin (*t*, fig. 2), destinée à produire l'allongement ou le raccourcissement nécessaire pour amener la tête du fémur en présence de la cavité cotyloïde.

Avec l'extrémité inférieure des cuissards d'acier s'articule la partie supérieure des jambières d'acier (*i*), avec ou sans engrenage (*h*), selon qu'on a besoin ou non de combattre une flexion de la jambe. Les jambières sont susceptibles d'allongement ou de raccourcissement par le système à coulisses que nous avons décrit pour les cuissards et pour les tuteurs.

La base des jambières s'articule avec les souliers par une tige verticale, fixée sur la semelle.

Les souliers sont remplacés la nuit par des sandales (*j*)

qui remplissent le rôle d'arcs-boutants, sans gêner les pieds.

Nous avons dit que la figure 2, page 22, donne l'analyse de l'articulation artificielle correspondant à l'articulation naturelle coxo-fémorale.

(m) Vis de pression servant à rendre l'articulation libre ou mobile à volonté ; (pn) noix d'engrenage, engrenant sur une circonférence dentelée (o), afin d'obtenir la flexion ou l'extension par des mouvements lents, progressifs et insensibles au malade ; (q) charnière dans laquelle joue le râteau (r) qui est mû par la noix d'engrenage (s), laquelle est ici recouverte par son chapeau, et dont les mouvements lents et gradués amènent peu à peu l'abduction ou l'adduction du membre, c'est-à-dire, servent à rapprocher ou éloigner le fémur de la ligne longitudinale du corps, afin de favoriser la mise en présence de la tête du fémur et de la cavité cotyloïde.

L'organe (t), c'est la vis sans fin destinée à procurer l'allongement ou le raccourcissement, c'est-à-dire à ramener de bas en haut ou de haut en bas la tête du fémur en présence de la cavité cotyloïde, selon qu'en s'en échappant la tête du fémur s'est portée en-dessous ou en-dessus de la ligne qui correspond à cette cavité.

Mais une fois la tête du fémur amenée en face de la cavité cotyloïde, il faut et la mettre en présence de cette cavité et ensuite lui en faire prendre la direction ; or c'est ce qu'on obtient au moyen de la pelote (c, fig. 1, p. 22), qui est mue par une noix d'engrenage dont la charnière est adaptée à une tige descendante, laquelle par sa partie supérieure se fixe sur le côté correspondant de la ceinture (l).

La pièce (h) de la figure première qui s'adapte à l'articulation *femoro-tibiale* est la même que celle de l'articulation *coxo-fémorale* que représente en détail la figure 2 ; elle sert à la flexion ou à l'extension, ainsi qu'à rendre le mouvement du genou impossible, afin de seconder l'action générale de l'appareil à réduction de la luxation.

La pièce désignée par la lettre (*g*) est une genouillère qui fait, pour maintenir le genou, le même office que le cuissard (*d*) pour la cuisse.

N. B. Le résultat le plus curieux de l'application de cet appareil a eu autant de témoins que de promeneurs, chez un enfant de 9 à 10 ans : cet enfant, jusque-là d'une belle santé et d'une constitution robuste, s'était luxé la cuisse en tombant dans un escalier. Trois célébrités de la ville ne virent dans le siége de la douleur que l'apparition d'une coxalgie, qu'ils traitèrent selon la méthode de l'époque, avec des onguents mercuriels, ce qui ne tarda pas à amener la carie du fémur, de telle sorte que la cuisse, à l'époque où on eut recours au nouveau système, était forée de fistules d'où découlait un pus d'une fétidité si insupportable que la mère de l'enfant se voyait forcée de le promener dans un chariot, tout le long de la journée, par les boulevards et les lieux écartés.

L'enfant ne pouvait être tenu sur les jambes sans pousser des cris. A l'aide de l'appareil, il ne tarda pas à pouvoir marcher au moyen de béquilles, pendant que la médication, de son côté, donnait aux fistules un aspect de bonne nature et dissipait l'odeur du pus jusque-là insupportable. (*Hist. nat. de la santé et de la maladie,* tom. III, p. 444, 1860.)

Depuis lors l'un des membres distingués de la faculté de Paris, témoin des résultats inattendus que l'on obtient par le concours de l'appareil et de la méthode nouvelle, n'a pas hésité, en dépit de l'esprit de corps, de soumettre à ce double moyen de guérison, son propre enfant atteint d'un déboîtement de la hanche compliqué également de carie de l'os du fémur.

B. Appareil extenseur contre les fausses ankyloses du genou, l'arthrite, les tumeurs quelconques qui occasionnent la flexion de la jambe.

La figure 1re représente l'appareil en position avec ses tuteurs (*a*), sa ceinture (*b*), son cuissard (*c*) et sa jambière (*e*) à coulisse, trois fractions qui lui sont communes avec l'appareil précédent. La pièce (*d*) qui l'en distingue est représentée en détail par la figure 2; elle se compose d'une noix d'engrenage (*k*) fixée sur la jambière et s'engrenant sur la pièce circulaire dentelée (*j*) fixée sur l'extré-

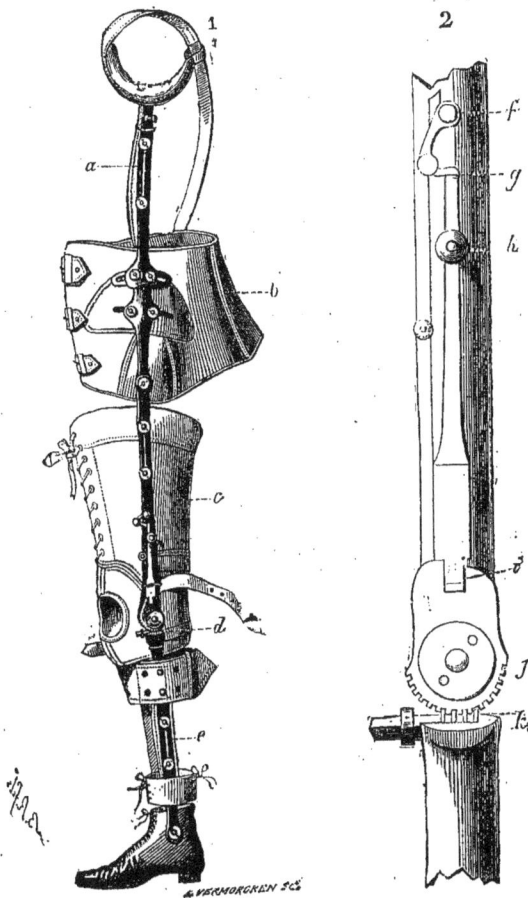

mité inférieure du cuissard extérieur, pièces engrenées au moyen du jeu desquelles s'obtient le mouvement d'extension, d'une manière progressive graduée et presque insensible pour le malade.

La pièce dentelée (j) est susceptible de pivoter, si l'on retire le verrou (g) de sa mortaise (i); et alors la jambe est libre d'obéir aux efforts musculaires. Ce verrou est relevé au moyen du bouton (h); le ressort (f) le repousse dans la mortaise (i) en pressant sur le crochet (g), quand le bouton (h) ne le relève pas.

Le même appareil peut être appliqué contre les fausses ankyloses du coude ou du poignet, avec les modifications indiquées par la différence du membre : là les *cuissards* et les *jambières* deviennent des BRASSARDS et des AVANT-BRAS-SARDS et le SOULIER un GANTELET.

N. B. Les premiers succès de l'appareil à sustentation et à redresement du genou ont été obtenus, en 1845, sur Mlle Clémentine Caminot, demeurant alors rue Saint-Martin, n° 28 : cette jeune fille, agée de onze ans, était affectée d'une fausse ankylose du genou, compliquée d'une carie du fémur; la flexion de la jambe était à angle droit. A l'aide de la médication nouvelle, secondée par le nouvel appareil, la jambe fut peu à peu redressée, la carie du fémur guérie, et la locomotion devenue si facile, que la jeune fille, avant que la guérison ne fût accomplie, put danser toute une nuit, sans être le moins du monde incommodée par son appareil.

Il en a été de même du jeune fils de M. Quatremère, avocat de Paris, qui au bout de trois ans de traitement secondé du même appareil, fut entièrement guéri d'une hydarthrose mercurielle du genou; pendant toute la durée du traitement, cet enfant, d'une vivacité qui n'avait d'égale que son intelligence, n'a cessé de marcher, courir et gambader de manière quelquefois à faire voler en éclats l'une des deux jambières. (Voyez, sur ces deux cas d'abord et d'autres ensuite : *Histoire naturelle de la Santé et de la Maladie*, 2e édition, 1846, tom. III, pag. 350; — *Manuel annuaire de la Santé* édition de 1855, page 161 ; — *Revue élémentaire de Médecine et de Pharmacie*, tom. I, pag. 270, liv. de fév. 1848, etc.; tom. II, pag. 161; liv. de nov. 1848. — *Revue complémentaire des Sciences appliquées*, tom. I, pag. 107, liv. de nov. 1854; tom. III, pag. 257, liv. d'avril 1857 et liv. de juillet 1857, pag. 353. etc.).

C. **Appareil de sustentation à genouillères (système Treuil) pour obtenir un mouvement de rotation à l'aide d'une force graduée.**

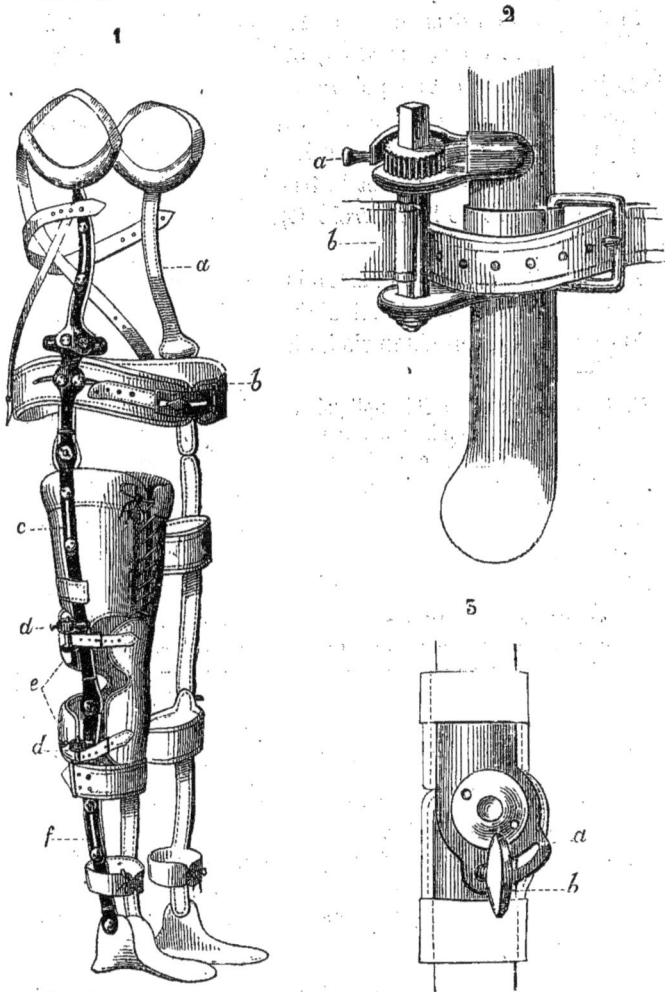

La figure 1re représente l'appareil en position avec

ses tuteurs (*a*), sa ceinture (*b*), son cuissard (*c*), sa jambière (*f*), toutes pièces qu'il a de commun avec les deux appareils précédents.

En dessus et en dessous du genou, c'est-à-dire à l'extrémité inférieure du cuissard (*c*), et à la partie supérieure de la jambière (*f*), est adapté un treuil à cliquet (*dd*), pour ramener chacun des deux membres, dans sa position normale, par une courroie fixée sur la genouillère (*e*).

La figure 2 représente et le treuil (*dd*) de la figure 1re sur lequel s'enroule la courroie (*b*), et le cliquet du rocher (*a*).

La figure 3 représente la mortaise (*a*) destinée à limiter la course du mouvement articulaire, ou à rendre l'articulation fixe au moyen d'une vis à violon (*b*).

N. B. Cet appareil a été appliqué, avec le plus grand succès, en 1859, à un échevin de la commune d'Uccle, M. Renonckel, qui, en tombant d'un échafaudage, avait eu le genou droit écrasé sous le poids d'un baquet plein de chaux, et la jambe gauche fracturée. Dès que l'appareil fut posé, le malade put marcher sans béquilles, et aujourd'hui il marche sans appareil.

D. **Appareil antirachitique ou ceinture réparatrice de la taille, à sustentation et à redressement de la colonne vertébrale, contre toute espèce de déviation ou d'affaissement.**

La figure 1re ci-après le représente vu par le dos.

La fig. 2 le représente dans la position contraire afin de montrer la face des pelotes (*i i*).

b. Ceinture prenant son point d'appui sur les hanches en se moulant sur elles.

Les deux tuteurs à coulisse (*d*), comme dans le premier appareil ci-dessus décrit, s'insèrent, en suivant les contours de la taille (*g*), sur la base de la ceinture (*b*), où ils peuvent et coulisser pour avancer ou reculer (*c'*), et pivoter pour s'incliner dans un angle voulu, et se fixer ensuite dans une mortaise par une vis de pression.

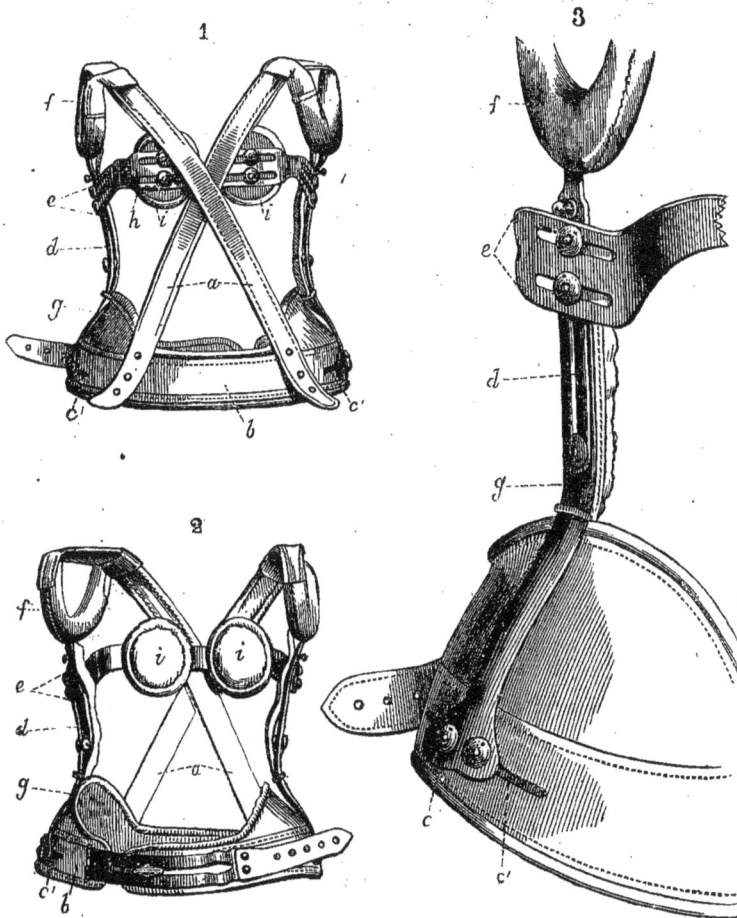

Les deux tuteurs sont surmontés de leur crosse axillaire (*f*) dont les branches antérieures arc-boutent contre les clavicules, et dont les courroies (*a*), percées de plusieurs trous à leur extrémité, viennent, en se croisant, s'attacher, plus ou moins bas, chacune à un bouton placé sur le côté opposé de la ceinture (*b*).

Les deux tuteurs sont reliés entre eux par une bande ou tranche (*e*) munie de deux pelotes (*ii*) à vis de pression, qui peuvent coulisser (*h*), de droite à gauche *et vice versâ*, s'éloigner ou se rapprocher ainsi l'une de l'autre horizontalement. La tranche ou bande (*e*) peut coulisser de bas en haut ou réciproquement, et de droite à gauche, sur les tuteurs, de manière à porter les pelotes à la hauteur de la déviation et à les rapprocher ou les éloigner de la surface d'application.

On pourrait également se contenter de faire coulisser la bande ou tranche (*e*) verticalement; mais alors, on adapterait aux pelotes (*ii*) une vis de rappel, pour les rapprocher ou les éloigner de la surface dorsale.

Ces pelotes garnies (*ii*) s'appliquent ou sur les côtés du corps, pour combattre une tendance à la déviation latérale, ou de chaque côté de la colonne vertébrale, sur les apophyses transverses de la vertèbre qui est le siége du rachitisme et le point de départ de la gibbosité. Ces pelotes coulissent de droite à gauche, avons-nous dit, pour que leur point d'application se prête aux dimensions individuelles de ces régions ou aux exigences de l'affection spéciale.

La fig. 3 est destinée à rendre plus visible le mécanisme de l'appareil.

(*g*) Inflexion de la tige des tuteurs, suivant les contours de la taille, immédiatement au-dessus des hanches sur lesquelles se moule la ceinture.

(*c*) Branche de l'empâtement basilaire de la tige du tuteur, qui par une vis de pression sert à fixer l'appareil, dès qu'en pivotant sur l'autre branche le tuteur a été ramené dans l'angle qui se prête le mieux et avec le moins de gêne à la position des bras.

(c') Rainure horizontale dans laquelle glisse le pivot d'arrière en avant et d'avant en arrière, pour amener le tuteur sous l'aisselle.

(d) Rainure dans laquelle coulissent les deux vis de pression de la bande transversale (e) qui supporte les pelotes.

On voit que l'extrémité de cette bande (e) offre également deux rainures horizontales, qui permettent, en coulissant, de rapprocher ou d'éloigner de l'épine dorsale les deux pelotes à compression.

(f) Partie inférieure de la crosse sur laquelle s'applique l'aisselle.

Cet appareil, avec lequel la nouvelle méthode a obtenu les résultats les plus inattendus, ne s'oppose à aucun mouvement du corps, et laisse au jeu des poumons toute sa latitude. On conçoit que la portion déviée de l'épine dorsale doit être ramenée dans la direction normale, par l'antagonisme combiné et de la pression progressive des deux pelotes et de la résistance des branches antérieures des crosses des tuteurs qui servent d'arcs-boutants à la pression des pelotes.

En certains cas de faiblesse générale, cet appareil se complique d'un appareil simple à sustentation comme le représente la figure suivante.

E. Appareil à sustentation générale combiné avec l'appareil à redressement de la taille.

Nous allons donner l'explication des pièces diverses de cette figure, en procédant de haut en bas et sans suivre l'ordre alphabétique des lettres qui servent de signes.

(f) Crosses sur lesquelles reposent les aisselles et dont la partie antérieure arc-boute contre la clavicule.

(*e*) Bande transversale qui supporte les pelotes (*i*).

(*a*) Courroies qui brident les crosses et viennent, en se croisant, se boutonner sur la ceinture (*b*).

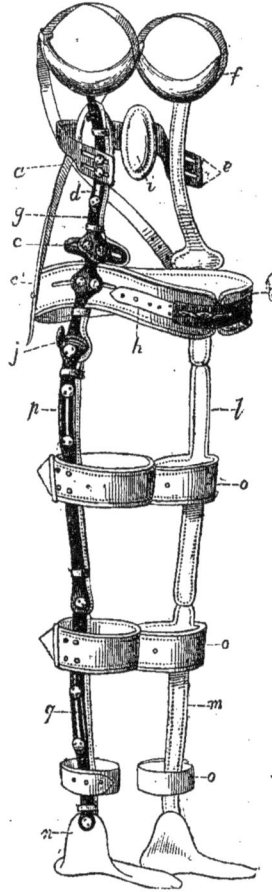

(*i*) Pelotes de compression qui arc-boutent contre la branche antérieure des crosses (*f*).

(*d*) Coulisse des tuteurs.

(*c*) Pièce fixée sur la ceinture (*b*) en (*c′*), et sur l'extrémité de laquelle joue, pivote et se fixe la base du tuteur (*c*), et qui, par son extrémité inférieure (*j*), s'articule, simplement ou au moyen d'une vis d'engrenage, avec le cuissard simple (*p*). La roue d'engrenage (*j*) est destinée à combattre les diverses déviations de la cuisse.

(*h*) Courroie qui serre à volonté la ceinture.

(*q*) Jambière vue à l'extérieur comme le cuissard (*p*).

(*n*) Sandale qui remplace le soulier pendant la nuit.

(*l*) Cuissard vu par sa face interne ou sa garniture.

(*m*) Jambière vue également en dedans.

(*o*) Coussinets qui rattachent les cuissards et les jambières aux cuisses et aux jambes.

Lorsque la luxation ou le ramollissement atteint les vertèbres du cou, on adapte à la bande transversale (*e*) une tige qui se recourbe sur le crâne en profil de casque de Minerve, et qui porte à sa pointe antérieure et frontale un étrier qui sert à relever ou à soutenir la tête, en passant sous le menton en guise de béguin.

N. B. Cet appareil, si compliqué qu'il soit, se porte sous les vêtements et sans nuire à l'élégance de leur forme. Il est aujourd'hui plus d'une puissante dame qui lui est redevable de la finesse apparente de sa taille, si décolletée qu'en soit la parure. C'est à l'aide d'un appareil semblable que la médication a obtenu la guérison radicale, en deux ans, d'un ramollissement complet de la dernière vertèbre dorsale, chez un jeune enfant, le fils de M. Waudry-Cheval, à Valenciennes, dont l'épine dorsale se ployait en deux dès que l'enfant cessait de se soutenir la tête avec les bras; et alors la tête retombait comme une masse de plomb sur les genoux. (Voyez *Revue complémentaire des Sciences appliquées*, tome III, page 29, livr. de mai 1857, et tome IV, page 233, livr. de mars 1858.)

F. Appareil podal ou bottine contre la luxation rebelle ou les diverses déviations du pied.

Lorsque le pied estropié peut supporter le poids du corps, l'appareil se réduit à deux jambières, qui prennent leur point d'appui supérieur au-dessous de la tête du tibia, au moyen d'un coussinet qui les relie à la jambe, et s'articulent à la hauteur de la cheville, avec deux tiges montantes attachées à la semelle du soulier. L'articulation est simple en dedans ; mais en dehors elle est munie soit d'une vis sans fin qui ramène le pied du dedans au dehors et réciproquement si le pied dévie à droite ou à gauche ; soit d'une noix à râteau, pour ramener la plante des pieds à l'horizontalité, si elle s'en écarte en dehors ou en dedans, enfin d'une crémaillère circulaire mue par une vis sans fin, s'il s'agit d'abaisser ou de relever la pointe du pied.

N. B. Les bottines contre les déformations congéniales ou accidentelles du pied ont été employées pour la première fois par la nouvelle méthode en 1844. (Voyez *Manuel annuaire de la Santé*, par F.-V. Raspail, édition de 1845, page 215.)

G. Appareil suspenseur du pied pour permettre la locomotion, comme dans l'état normal, lorsque le pied malade ne peut porter à terre sans souffrance.

Lorsque les os du pied sont malades et même atteints de carie profonde, on se sert de l'appareil à sustentation ci dessus, modifié de manière à lui donner, à l'aide de coussinets, un nouveau point d'appui sous la tête du tibia, afin que le pied ne porte point sur la semelle pendant toute la durée de ce traitement. A l'aide de cet appareil le malade peut suffire aux plus longues courses, en marchant comme s'il avait l'usage de ses deux pieds.

N. B. 1° L'appareil à sustentation pour permettre la marche, sans que le pied porte sur la semelle, a été appliqué pour la première fois en 1846. M. SABE, bijoutier, rue Royale-Saint-Martin, 29, par suite d'un traitement atrocement mercuriel qui avait altéré sa constitution et couvert son visage d'une inflammation eczémateuse, se trouvait en outre atteint au pied de caries qui avaient perforé de part en part l'*astragale* et le *calcanéum* par des fistules purulentes. Il ne pouvait marcher que le genou appuyé sur un pilon des invalides, ce qui exposait le pied malade à toutes sortes de mauvaises rencontres et de renouvellements de douleurs. A l'aide de l'appareil nouveau, il a pu marcher comme sur les deux pieds et suffire aux plus longues courses, pendant trois ans qu'a duré la guérison au moyen de la nouvelle méthode; et en 1853 il est allé parcourir à pied, sans appareil, toutes les villes du Nord. Sa constitution s'était régénérée; l'eczéma de la face avait complétement disparu; le pied malade n'offrait que les cicatrices fort peu apparentes des anciennes fistules et n'éprouvait pas la moindre gêne par les plus longues courses. (Voyez *Histoire naturelle de la Santé et de la Maladie*, par F.-V. RASPAIL, 2ᵉ édition, 1846, page 383; — *Revue élémentaire de Médecine et de Pharmacie* du même auteur, tome I, octobre 1847, page 145; — *Manuel annuaire de la Santé*, par F.-V. RASPAIL, édition de 1854, page VII de l'*Avertissement*.)

Plus tard le même appareil a été appliqué avec un égal succès sur divers autres sujets et spécialement sur le garde-chasse de M. de Thou (propriétaire dans le département de l'Yonne), lequel garde-chasse s'était foulé le pied en sautant, ce qui avait déterminé une fausse ankylose. (Voyez *Revue complémentaire des Sciences*, de F.-V. RASPAIL, tome III, page 226, livraison de mars 1857.)

2º A l'aide de cet appareil modifié selon les circonstances, la nouvelle méthode ne désespère pas, dans le cas de fracture du fémur ou des os de la jambe (chez l'homme) et du canon même (chez le cheval, etc.), de concilier les mouvements de la locomotion avec le travail régénérateur du *cal*, cette soudure organisée des os.

L'action de la vis sans fin (figure 2 *t* de la page 22) maintiendrait invariablement en présence les deux surfaces osseuses désunies par la fracture; et la pression latérale et circulaire des coussinets sur les attèles s'opposerait à tout déplacement horizontal. Pendant la marche, le pied n'appuyerait pas à terre, tous les points d'appui étant pris au-dessus de la région fracturée. Le succès obtenu par ce moyen, dans les cas si compliqués dont nous venons de parler, ne semble laisser aucun doute sur le même résultat dans celui dont nous venons de présenter l'hypothèse, ce qui serait un grand bienfait et pour l'homme atteint de cet accident et qui est condamné aujourd'hui à rester quarante jours au moins cloué dans son lit, et d'un immense profit pour les possesseurs d'animaux domestiques, eux qui, dans le cas d'accidents semblables, n'ont d'autre ressource que d'envoyer leurs animaux à l'abattoir ou aux chantiers d'équarrissage. Pour les fractures de l'os de la cuisse, même du col du fémur, il serait préférable d'employer l'appareil à luxation du fémur. Quelques essais que nous avons tentés dans ces derniers temps nous permettent d'espérer que nous ne tarderons pas à confirmer les idées que nous venons d'émettre.

H. **Pessaire articulé contre la chute de la matrice (prolapsus) et les autres déplacements de cet organe.**

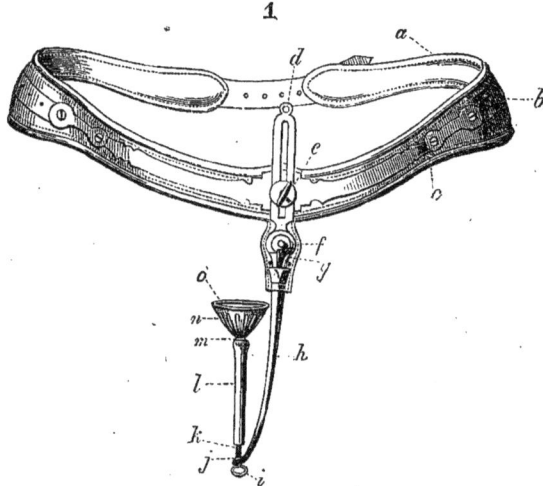

La figure de ce pessaire, que la nouvelle méthode emploie de temps à autre, depuis 21 ans, a été dessinée d'après un des appareils construits de 1850 à 1858 par Chavanon. (Voyez pag. 5 et 44.)

a. Courroie qui attache la ceinture derrière le dos.

b. Arc de la ceinture qui se moule sur les hanches chez certains sujets, chez qui le grand trochanter ne fait pas assez saillie pour pouvoir servir de point d'appui à la ceinture ; car cette ceinture se modifie dans toutes les dimensions, selon les conformations individuelles de la région abdominale.

c. Ajoutage à deux vis de pression qui permet d'infléchir la monture de la ceinture à la région des aines, pour que la partie antérieure de la ceinture se moule sur le contour du bas-ventre.

d. Lamelle évidée qui, en coulissant verticalement sur la ligne médiane et antérieure de la ceinture (*a b*), permet d'élever ou d'abaisser la cuvette (*o*) ; on fixe cette lamelle à la hauteur voulue, au moyen de la vis de pression (*e*).

f. Noix qui, au moyen d'un engrenage (*g*), ramène la tige (*h*) en dehors ou en dedans de la perpendiculaire, selon que l'exigent les dimensions individuelles du bassin et la proéminence du ventre.

i. Anse d'une tigelle interne qui rentre dans la tigelle fistuleuse (*l*), comme dans son fourreau, pour aller fixer en position la cuvette, au moyen d'une pointe en pyramide, laquelle s'engage dans une empreinte, également pyramidale, creusée dans la base de la cuvette (*o*).

j. Mouvement de genou qui permet à la tigelle (*l*) de prendre tous les angles qu'exigent les diverses inflexions du corps et la direction des organes.

k. Vis de rappel qui permet d'allonger ou de raccourcir la tigelle (*l*) selon la dimension en longueur du vagin.

l. Tigelle principale du pessaire qui s'articule, par un double mouvement de genou, et sur la tige mobile au point (*j*) et sous la cuvette (*o*) en (*m*).

n. Fenêtrage rayonnant de la cuvette qui donne passage aux divers écoulements utérins.

N. B. Pour surcroît d'avantage, on peut appliquer à la ceinture du pessaire articulé les deux pelotes latérales de la *ceinture hypogastrique* que nous décrivons plus bas (*J*). Ces deux pelotes viennent ainsi en aide au pessaire articulé, afin de tenir la matrice dans la verticale, et l'empêcher d'osciller à droite ou à gauche, pendant que la cuvette (o) la maintient à la hauteur normale.

Les figures de la page ci-contre 41 mettent sous les yeux, sur une plus grande échelle, les détails et, pour ainsi dire, l'analyse des divers organes de cet appareil.

La fig. 1 présente le profil de l'appareil qui constitue le pessaire.

d. Lamelle évidée ou coulisse qui permet d'élever ou d'abaisser tout l'appareil pour amener la cuvette (o) à la hauteur normale du museau de tanche.

f. Clef de la vis sans fin, qui fait mouvoir la roue dentée (*g*) afin d'approcher ou d'écarter du bassin la tige *h*, et afin de mettre la tigelle (*l*) en position.

h. Tigelle que les mouvements de la roue dentée font pivoter sur la base de la lamelle qui supporte la noix de la vis sans fin (*f*).

i. Anse en position de la tige interne que représente isolée la figure 3.

j. Mouvement de genou qui forme l'articulation inférieure de la tige du pessaire (*l*).

k. Vis de rappel qui permet d'allonger ou de raccourcir, selon la dimension en longueur du vagin, la tige du pessaire (*l*).

m. Autre articulation en genou de la tige du pessaire avec la cuvette (o).

o. Évasement de la cuvette en ivoire, en argent ou en étain auquel on donne plus ou moins d'ouverture selon la conformation du col de la matrice.

n. Fenêtrage en rayonnements de la cuvette pour laisser passer les écoulements normaux ou maladifs de la matrice ; on peut au lieu de fenêtrer la cuvette, la cribler de trous, ou même la remplacer par un simple anneau supporté par deux anses.

La fig. 2 présente de face la partie supérieure (fg) de

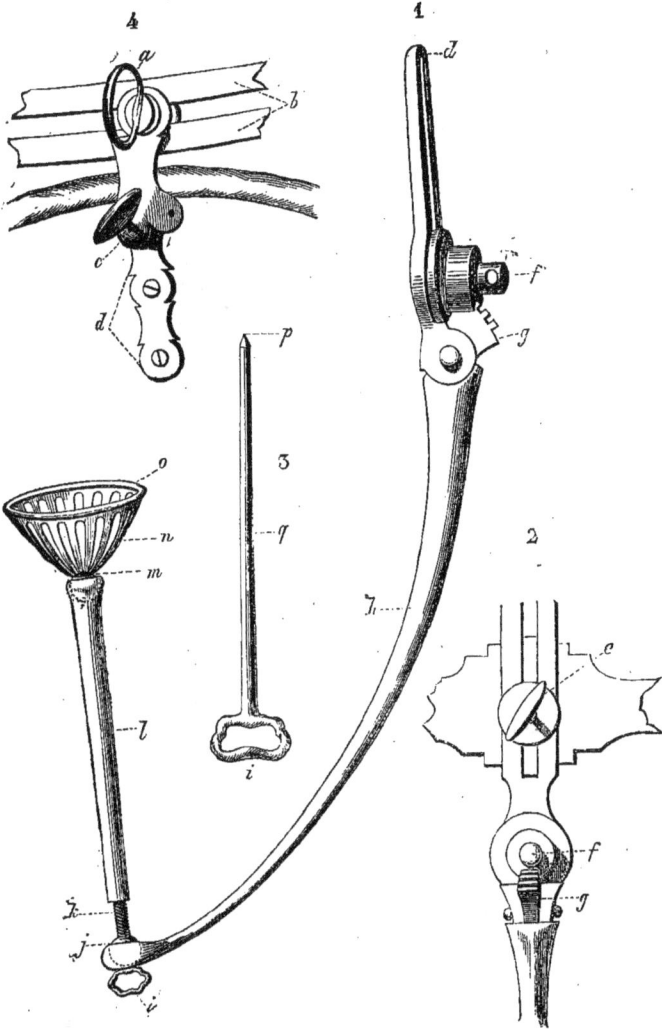

l'appareil dont la fig. 1 donne le profil.

e. Vis de pression pour fixer, sur la monture de la ceinture, la lamelle coulissante du pessaire une fois que l'appareil est bien en position.

f. Clef de la vis sans fin, dont la noix est fixée sur la base de la lamelle coulissante.

g. Roue dentée fixée sur le sommet de la tige *h* de la fig. 1, et que la vis sans fin (*f*), en engrenant cette roue dentée, ramène dans l'angle favorable à la position du pessaire.

Fig. 3. Tigelle qui, en s'introduisant dans la tige fistuleuse (*l*), laquelle supporte la cuvette (*o*), permet de fixer, si l'on veut, la cuvette et de l'empêcher d'osciller sur son articulation en genouillère (*m*). Cette tigelle se compose d'une anse (*i*), d'une tige cylindrique (*q*), terminée en (*p*) par une pyramide ou pointe à quatre faces, qui en s'implantant dans une cavité à quatre faces creusée dans la base de la cuvette, la fixe définitivement par une action toute contraire au mouvement de genou qui lui permettrait d'osciller dans tous les sens.

La fig. 4 offre la monture des pelotes à compression qu'on peut adapter à la ceinture de ce *pessaire articulé,* système qui est emprunté à la ceinture hypogastrique dont nous parlerons plus bas.

(*a*) Anse de la vis de pression qui fixe la monture de la pelote dans la coulisse (*b*) de la ceinture.

c. Organe ou en clef de violon ou en vis de rappel, ou en vis sans fin s'engrenant avec une roue dentée, qui rapproche ou écarte de l'abdomen la plaque (*d*) rivée par deux vis sur la pelote, pour exercer une pression extérieure, de chaque côté du bas-ventre, sur la région correspondant à la position du col de la matrice, et maintenir ainsi, par cette pression bilatérale, la matrice dans la position verticale.

N. B. 1° L'introduction immédiate de la cuvette dans le vagin est dans le cas de contrarier certaines organisations irritables; on a recours, dans cette circonstance, à l'emploi du *speculum.* On dévisse alors la lamelle coulissante (d), pour la détacher de la ceinture ; on introduit la cuvette jusqu'au museau de tanche, à travers le *speculum* ; on amène ensuite l'appareil à peu près dans la ligne de la tige du pessaire (l); et dès ce moment il est facile de retirer le *speculum*, en maintenant en place le pessaire.

2° Le *pessaire articulé* a été appliqué, pour la première fois, en 1846, dans un cas de *prolapsus* aggravé par une foule de complications, suites d'opérations chirurgicales qui avaient déterminé plus d'une ulcération purulente; la matrice tombait entre les cuisses, grosse comme la tête d'un enfant à terme. La nouvelle médication triompha de ces complications, et le pessaire fut appliqué dès que l'on fut parvenu à faire rentrer la matrice. A partir de ce moment, et grâce à ce pessaire, modifié de temps à autre, la malade put vaquer à tous les soins de son ménage, et même, dans l'occasion, se permettre des courses assez longues, pendant toute la durée de la guérison. (Voyez la description de ce cas dans la *Revue élémentaire de Médecine et de Pharmacie*, tome I, page 339, avril 1848, et dans le *Manuel annuaire de la Santé* pour 1851, page 278) (*). Depuis cette

(*) Il ne sera pas inutile aux orthopédistes de donner ici l'extrait textuel de la description que la *Revue élémentaire,* en 1848, et le *Manuel annuaire de la Santé,* en 1851, ont successivement donnée du pessaire articulé :

« Soit une plaque attachée comme une ceinture hypogastrique, à l'exception qu'elle porte une coulisse qui nous permet de monter et de descendre le surtout en argent, lequel enveloppe la partie génitale et s'étend du pubis au périnée. Ce surtout a une longue ouverture pour le passage des urines. Sur la partie interne de ce surtout se trouve fixé, un pont à charnière qui porte une tige filetée, sur laquelle est fixé un pessaire en ivoire, qu'une vis articulée permet de monter et de descendre en se prêtant à tous les mouvements du bassin ; tel est le plan de ce pessaire. » (*Revue élémentaire de Médecine et de Pharmacie*, avril 1848, tom. I, pag. 340, 2e col.)

Mon père ne tarda pas à simplifier cet appareil; et la première modification eut encore pour sujet la même malade, Mme Rollin ; on en trouve la description dans le *Manuel annuaire de la Santé* pour 1851, pag. 278.

« C'est alors, lit-on dans le *Manuel,* que je fis appliquer un *pessaire articulé,* attaché à une ceinture hypogastrique et dont l'articulation permettait à la malade tous les mouvements du corps, sans lui causer la moindre gêne. Le pessaire consistait en une cuvette *fenestrée* en argent et qui se époque cet appareil a été modifié, selon les différences des cas maladifs ; mais on n'y a eu recours que dans certains cas extraordinaires : car, dans la plupart des circonstances, le *pessaire en caoutchouc* et surtout la *ceinture hypogastrique* décrits ci-dessous (I. J.) sont préférables, à cause de leur simplicité même ; on ne saurait s'imaginer avec quelle promptitude les symptômes des déviations de la matrice, et même du *prolapsus*, se dissipent, par l'emploi de la ceinture hypogastrique secondé par la nouvelle médication.

I. Pessaire en caoutchouc contre la chute de la matrice.

Dans les cas les plus fréquents, nous n'avons recours qu'à ce pessaire, dont la flexibilité se prête à tous les mouvements, sans produire la moindre gêne. C'est un tuyau en caoutchouc évasé en (*a*) pour s'appliquer autour du *museau*

moulait sur le museau de tanche ; elle était supportée par une tigelle articulée et sous la cuvette, et plus bas sur le point d'appui ou extrémité d'une tige recourbée par devant et qui se soudait par l'extrémité supérieure, à la ceinture hypogastrique ; à l'aide de cet appareil, la malade fut, en peu de temps, en état de vaquer à ses affaires. »

Diverses modifications indiquées par les diverses conformations du bassin et par le plus ou le moins d'embonpoint des personnes, furent apportées à cet instrument, dont la confection fut confiée à l'orthopédiste Chavanon, de 1850 jusqu'à l'époque de sa mort arrivée en 1858.

La figure ci-dessus a été même prise sur un des appareils de sa fabrication que nous avons entre les mains.

Chavanon, à partir de 1850, était devenu l'orthopédiste spécial de la nouvelle méthode ; et nous pouvons lui rendre cette justice qu'en présence des ignobles défections dont il avait de dégoûtants exemples sous les yeux, il n'a jamais éprouvé la moindre défaillance, et nous a toujours prouvé, par sa fidélité, la reconnaissance envers un système qui lui avait créé une assez bonne position de fortune : son atelier n'était presque entretenu que par la clientèle de la nouvelle méthode. Les succès si nombreux que la nouvelle méthode obtenait, avec le concours de la mécanique, fixèrent l'attention du gouvernement russe et lui firent concevoir la pensée de nationaliser à Saint-Pétersbourg ce genre d'industrie d'une si grande importance pendant la guerre. Les offres du gouvernement russe éblouirent notre pauvre Chavanon ; il partit pour Saint-Pétersbourg ; au débotté il signa l'acte de son engagement ; et trois heures après il avait cessé de vivre ; sa mort fut rejetée sur le choléra, qui ne sévissait nulle part, à cette époque printanière, dans la capitale.

de tanche, et muni, à la hauteur de la vulve, d'une garde en

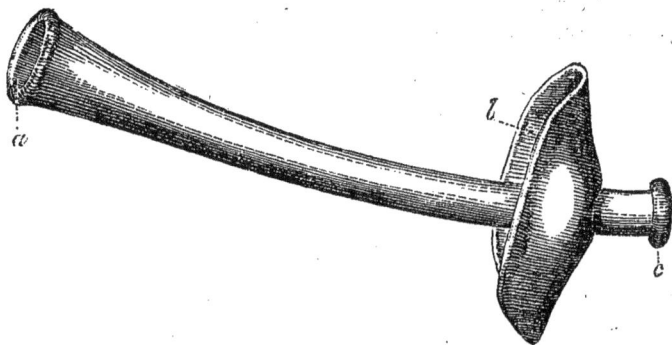

bouclier (*b*) qui empêche le tube d'entrer plus avant, et qui d'un autre côté s'oppose à l'expulsion du tube, retenue qu'elle est par la bande de toile dans la boutonnière de laquelle s'insère l'extrémité inférieure du tube (*c*); la bande de toile s'attachant, par derrière et par devant, à une autre bande qui entoure les reins en guise de ceinture. La longueur et le calibre de la portion du tube qui se loge dans le vagin varie selon les conformations individuelles. Le tube étant fistuleux et ouvert par ses deux extrémités, rien ne s'oppose ni à l'émission des menstrues et écoulements morbides, ni au passage des injections.

N. B. Ce pessaire dont la *Maison Raspail*, rue du Temple, n° 14, à Paris, a la spécialité, a été décrit et figuré, pour la première fois, dans la *Revue complémentaire des Sciences*, tome V, livraison de décembre 1858, page 132; Voyez de plus la livraison de mars 1859 du même volume, page 225.

Comme, chez certaines personnes, le caoutchouc est sujet à se ramollir et à perdre de la consistance nécessaire à son action, on munit alors le pessaire, à l'intérieur, d'un ressort en spirale dit ressort à boudin ou autre soutien en fils de fer ou cuivre, en cordonnets de soie ou de tout autre tissu.

J. **Ceinture hypogastrique contre la rétroversion, les dévia-tions ou déplacements de la matrice et même les pro-lapsus ordinaires.**

Les deux appareils précédents ne peuvent servir utile-ment que contre la chute de la matrice. L'appareil que nous allons décrire, outre qu'en certain cas de *prolapsus* il peut remplacer avantageusement les deux premiers, est destiné à maintenir dans la ligne verticale la matrice qui, par suite du relâchement de ses ligaments, est sujette à s'abaisser en arrière, à droite ou à gauche.

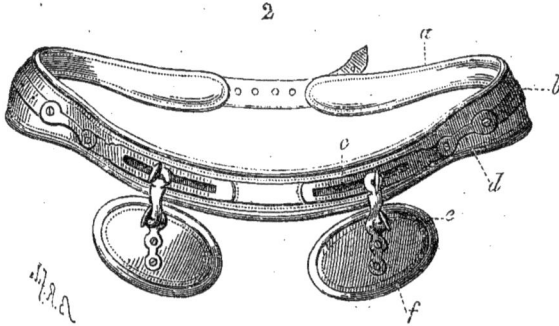

Cette ceinture se place autour des hanches au-dessus de la ligne des grands trochanters. Chez certaines personnes, elle prend son point d'appui sur la crête des os des iles et s'y moule, pour ainsi dire, par les deux portions latérales (*b*) de la garniture.

(*a*) Courroie qui sert à agrafer la ceinture derrière le dos.

(*c*) Rainure horizontale pratiquée, de chaque côté, dans la monture d'acier, et qui permet de faire coulisser, de droite à gauche *et vice versâ*, les pelotes (*f*) pour les rap-procher ou les éloigner l'une de l'autre, selon les dimen-sions du bassin et le développement des organes internes ;

une vis de pression les fixe ensuite à la position voulue.

(e) Organe d'engrenage qui amène les deux pelotes à l'angle voulu, pour que leur pression maintienne la matrice en position, sans fatiguer le bas ventre.

Cet organe (e) peut consister en une vis de rappel, en une vis à violon ou enfin en une vis sans fin qui s'engrène avec un arc de roue dentée.

(d) Ajoutage rivé par deux vis, qui infléchit la ceinture dans les aines, afin que l'arc antérieur de la ceinture s'adapte au contour du bas-ventre, et qu'il n'y ait pas de vide entre la ceinture et le bassin.

N. B. On concevra facilement qu'une pareille ceinture remplacera, avec un immense avantage, les bandages, appareils si souvent inutiles contre les hernies, et qui ne servent souvent, par la mauvaise direction de leur pression, qu'à laisser échapper le sac herniaire. Les pelotes de la ceinture hypogastrique, exerçant au contraire une pression graduée de bas en haut, et pouvant se déplacer de droite à gauche ou de gauche à droite, on est sûr d'obtenir, en tous les cas, une obturation efficace et qui ne laisse jamais échapper le sac herniaire en dehors.

On ne place jamais cette ceinture sur une personne debout. Mais toutes les fois qu'on veut l'appliquer, la personne doit se poser en supination (sur le dos) et sur un lit en pente, la tête plus basse que les reins ; au bout d'une minute, et sans que la personne change de position, on lui place la ceinture, on fait jouer les pelotes pour refouler la peau de l'abdomen jusqu'à ce que la malade en éprouve un léger malaise, que l'on peut faire disparaître en donnant un tour de vis en arrière ; et dès ce moment la personne peut se relever et vaquer à ses occupations, sauf à faire jouer le mécanisme des pelotes à la moindre gêne qu'elle en éprouve. Pour mieux fixer cette ceinture, on peut la munir de deux lanières qui viennent s'attacher

à la jarretière, et de quatre boutons de bretelle ; les bre-
telles et les deux lanières, se faisant antagonisme, main-
tiendront la ceinture en place, contre tous les mouvements
qui tendraient à la déplacer.

N. B. Cet appareil se confectionne à la *Maison Raspail*, rue du
Temple, 14, à Paris. Il a été décrit pour la première fois dans le
Manuel annuaire de la Santé, édition de 1859, page 277, et le succès,
grâce au concours de la nouvelle médication, ne s'en est pas dé-
menti dans les cas les plus graves et les plus désespérés aux yeux
de la pratique ordinaire.

K. Muscles artificiels en caoutchouc.

Dans le cas d'atrophie ou de paralysie d'un muscle anta-
goniste, on en rétablit l'action artificiellement, et on
remplace, pour ainsi dire, le muscle atrophié ou paralysé
au moyen d'un organe en caoutchouc, de forme analogue,
dont le sommet s'enroule autour du membre, et dont la
base s'attache : pour les membres pelviens, soit sur la ceinture de l'un ou l'autre des appareils ci-dessus, soit sur les
cuissards, soit sur les jambières ; pour les membres tho-
raciques, soit sur la traverse (*e*) de l'appareil à redressement de la taille, soit sur les brassards ou avant-bras-
sards de l'appareil à fausse ankylose du train supérieur
(pages 28 et 29). Car lorsque le muscle naturel agit, le
muscle artificiel cède, en s'allongeant, à cette action ; mais
dès que le muscle naturel n'oppose plus de résistance, le
muscle artificiel, par l'effet de la contraction de sa sub-
stance, ramène le membre à la position dont l'avait écarté
l'action du muscle naturel.

On pourrait également construire des mannequins auto-
mates à l'usage des peintres et des sculpteurs ; en revêtant
un squelette articulé d'une musculature en caoutchouc,
qui reproduirait les formes extérieures dans toutes les
positions voulues du corps et des membres en particulier.

De pareils mannequins dispenseraient, en une foule de cas, de l'emploi des modèles vivants. (*Voy. Revue élém. de méd. et de pharm.*, tom. I, p. 383, mai 1848.)

L. Speculum à réflecteur plane et perforé.

Jusqu'à ce jour, le *speculum* de la matrice n'a été éclairé qu'au moyen d'une bougie, que tient d'une main l'observateur, pendant qu'il manœuvre l'instrument de l'autre, ce qui fait que la bougie éblouit plus qu'elle n'éclaire. La lumière, du reste, arrivant obliquement de cette façon sur les parois coniques de l'intérieur du tube (*a*), se projette sur le fond de l'organe en images bi-circulaires, qui peuvent faire croire à l'existence de tout autant d'altérations organiques du col de l'utérus ou des parois du vagin.

On a cru obvier à cet inconvénient, au moyen d'un miroir réflecteur concave et disposé sur le manche (*i i*) du *speculum*. Mais ce miroir étant concave a, par conséquent, un foyer fixe qui ne s'adapte ni à toutes les vues, ni à la profondeur de tous les organes, en sorte qu'on ne parvient à voir distinctement l'objet qu'à force de longs tâtonnements. D'un autre côté, la lumière qui éclaire l'organe ne peut qu'être placée devant les yeux de l'observateur, ce qui les éblouit; enfin l'œil ne peut observer que selon une direction oblique.

C'est pour remédier à tous ces inconvénients, que mon père a modifié l'instrument de la manière que la légende de la figure ci-jointe fera comprendre mieux qu'une longue description :

a. Corps en étain parfaitement poli, ou tube conique de l'instrument, ayant 12 centimètres de long, 4 centimètres, 5, de diamètre interne à son ouverture postérieure, et 3 centimètres de diamètre au sommet du cône ou ouverture antérieure.

bb'. Pilon introducteur en buis, parfaitement poli au

4

tour, dont l'extrémité antérieure ou gland (*b'*) déborde la petite ouverture du *speculum* et lui fraye passage; l'observateur le maintient en place en appuyant le pouce de la main gauche sur le bouton (*b*), et faisant antagonisme avec l'index comme par un arc-boutant sur la partie (*d'*) du

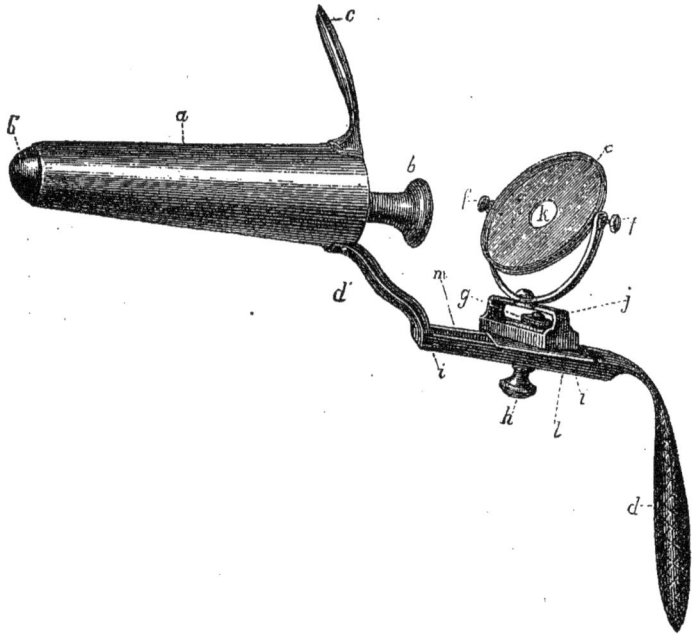

manche du *speculum*. On enlève ce pilon dès qu'à une certaine résistance, on s'aperçoit que l'extrémité antérieure du speculum n'est plus qu'à une faible distance du fond de l'organe.

c. Queue d'arrêt du tube qui, en s'appuyant contre le pubis, empêche que, dans un moment de préoccupation, on ne force un peu trop le col de la matrice.

dd'. Manche de l'instrument dont la portion intermédiaire (*ii*), supporte l'appareil réflecteur.

d. Manche qu'empoigne la main droite.

d'. Portion antérieure du manche contre laquelle arc-boute l'index de la main gauche, pendant que le pouce tient en position le pilon introducteur (*bb'*) en pressant le bouton postérieur (*b*).

ii. Châssis à rainure à jour, dans laquelle glisse à frottement le curseur (*l*) dont la platine est traversée par une tige perpendiculaire que termine, sur chaque bout, un pas de vis ; l'inférieur destiné à recevoir un écrou à pression dont on voit le bouton en (*h*), lequel écrou sert à fixer le curseur à la position convenable. Le pas de vis supérieur reçoit également un écrou de pression (*g*) qui sert à fixer en position convenable le curseur (*j*) sur lequel s'implantent les deux branches (*ff*) du miroir réflecteur.

j. Curseur en *fer à repasser* dont la base est creusée d'une rainure à jour, qui coulisse et pivote à la fois autour de la tige perpendiculaire à la platine (*l*). La lame supérieure imitant la poignée du *fer à repasser* supporte les deux branches fixes, sur les extrémités desquelles tourne sur son axe horizontal le miroir réflecteur plane (*e*).

k. Trou circulaire derrière lequel se place l'œil de l'observateur, pour orienter d'abord l'appareil à réflection et explorer ensuite l'organe.

Manière de se servir de l'Instrument.

On graisse le tube (*a*) et l'extrémité ou gland (*b'*) de son pilon soit avec de l'huile pure, soit avec une dissolution de blanc d'œuf ou de graines de lin ; on introduit doucement le *speculum* de la main droite, en même temps que, de la main gauche, on maintient vigoureusement en position le pilon introducteur (*bb'*), en pressant du pouce le bouton (*b*) et arc-boutant l'index contre la portion du manche (*d'*).

Lorsqu'à une légère résistance, on comprend que l'extrémité du pilon (*b'*) touche le fond de l'organe, on continue à pousser encore un peu le tube (*a*) tout en retirant le pilon (*b*) ; et l'on maintient l'instrument en place, pour s'occuper de l'orientation du miroir réflecteur (*e*).

En faisant coulisser d'arrière en avant, ou d'avant en arrière, la platine (*l*) du curseur dans la rainure à jour de la portion du manche (*ii*), on parvient à déterminer le point de la vision distincte.

En faisant coulisser de droite à gauche, ou de gauche à droite, le support ou *fer à repasser* (*j*) autour du pivot (*g*), on reçoit la lumière, de quelque azimuth qu'elle vienne. Ensuite en faisant jouer le miroir (*e*) sur ses tourillons dans toutes les inclinaisons, on parvient à diriger le rayon réfléchi selon l'axe du tube (*a*) et à éclairer ainsi le fond de l'organe d'une manière directe et exempte d'irradiations par les parois internes de l'instrument ; pour obtenir ces résultats, l'œil de l'observateur se tient derrière le miroir réflecteur (*e*) à la hauteur de l'évidement (*k*) du miroir, où il ne reçoit plus dès lors que les rayons contre-réfléchis par le fond de l'organe à explorer.

On peut s'exercer à cette manœuvre, en appliquant la paume de la main gauche contre l'orifice antérieur du tube (*a*) ; on parvient à distinguer ainsi les plus petites lignes interstitielles des plis, et même les cupules d'appréhension de la surface palmaire, si l'on arme son œil d'un verre grossissant d'un foyer convenable.

Le même instrument pourra servir à explorer des cavités de moindre dimension, des fistules même, en employant des tubes de plus petit calibre.

N. B. On se procure ce *speculum* à la MAISON RASPAIL, 14, rue du Temple, à Paris, près l'Hôtel-de-Ville.

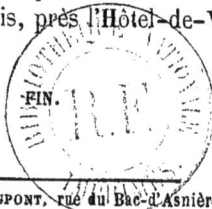

FIN.

Clichy. — Imp. Paul DUPONT, rue du Bac-d'Asnières, 12.